TRAITÉ CONCIS

DE

POLICE SANITAIRE

RELATIF

AUX MALADIES CONTAGIEUSES DES ANIMAUX.

Faisant suite à un opuscule de médecine vétérinaire

pratique,

Par GUESDON (Constant),

Exerçant cet art à Gacé, département de l'Orne.

***

1854.

***

VIMOUTIERS,

IMPRIMERIE DE GRIGY, LIBRAIRE-RELIEUR.

MESURES

DE

POLICE SANITAIRE

Que doit mettre en usage un maire lorsque, dans sa commune, il s'y déclare une maladie reconnue contagieuse pour les animaux.

Il devra, par une affiche placardée, avertir tous les cultivateurs et propriétaires d'animaux, sur lesquels la maladie a sévi, qu'aussitôt qu'ils s'apercevront que l'un de leurs animaux sera attaqué de cette maladie, ils en fassent sur le champ la déclaration à la mairie, et que, si par mépris ou désobéissance à cet avertissement, ils ne le font pas, ils encourront les peines et amendes voulues par l'article 459 du code pénal, qui punit d'un emprisonnement de 6 jours à deux mois et d'une amende de 16 fr. à 200 fr., celui qui n'aura pas fait cette déclaration.

Après la déclaration, le maire ordonne un Vétérinaire, aux frais du déclarant, pour faire la visite des animaux; celui-ci rédigera procès-verbal de sa visite en indiquant le nombre d'animaux attaqués ou suspects, chaque animal devra être bien signalé dans le rapport du Vétérinaire.

Ensuite, M. le maire, après avoir pris connaissance de ce procès-verbal, et en vertu de l'article 5 de l'arrêt du conseil d'État du roi du 16 juillet 1784, ordonnera que les animaux atteints de mal contagieux et incurable soient abattus sur le champ.

Ces mesures de police sanitaire sont

spécialement appliquées pour la morve et le farcin.

Cependant, vouloir maintenir rigoureusement tous les articles de cet arrêté, serait ajouter à la perte des propriétaires en les privant des avantages qu'ils retirent des débris cadavériques.

Je voudrais donc que les dispositions de l'article 6 de cet arrêté ne fussent pas mises à exécution, eu égard aux expériences vétérinaires qui ont eu lieu depuis cette époque; seulement purifier les équipages et les écuries avec la préparation indiquée dans mon ouvrage, page 20, article *morve aiguë*.

Mesures de police sanitaire

Applicables aux maladies charbonneuses des bestiaux.

Aussitôt qu'un propriétaire de bêtes à cornes s'apercevra que ses animaux sont attaqués du mal de charbon, il devra immédiatement en avertir le maire ou l'adjoint de sa commune : ces formalités étant prescrites à l'article 19 du décret de l'assemblée constituante du 6 octobre 1791.

Les Vétérinaires, appelés par les propriétaires pour soigner ces animaux, doivent également en faire la déclaration au maire tels que le veulent les articles 1 et 4 de l'arrêt du 16 juillet 1784.

Cette déclaration étant faite, l'autorité fait procéder à la visite des animaux malades, et lorsqu'elle est bien convaincue de l'existence du mal, elle fait tous ses efforts pour en arrêter les progrès et la propagation, conjointement avec un sage Vétérinaire.

Néanmoins, si la maladie venait à s'étendre au-delà du lieu de sa naissance, le maire en avertirait de suite M. le Préfet qui, par un arrêté, prendrait les mesures nécessaires pour cerner cette maladie dans sa retraite.

Mesures de police sanitaire

Relatives à la Clavelée ou Variole des Moutons.

Comme pour toutes maladies contagieuses, le propriétaire sera toujours tenu d'en faire la déclaration à l'autorité communal, sous peine de 100 fr. d'amende. Arrêté de la cour du Parlement du 23 décembre 1778.

Mais qu'importe par quelle voie le maire soit averti, soit par le propriétaire. les propriétaires voisins ou la clameur publique, il devra aussitôt nommer un expert pour faire la visite du troupeau atteint ou suspect de cette maladie. Lorsqu'il sera reconnu être attaqué de cette affection, le maire ordonnera au propriétaire de ne pas faire sortir de ses pro-

priétés le troupeau malade, en lui indiquant les chemins qu'il devra parcourir
pour y arriver.

Le propriétaire qui dérogera aux rè-
gles prescrites par le maire à l'égard du
cantonnement de son troupeau, sera
passible de la valeur d'une journée de
travail par chaque tête de mouton, il
pourra en outre être responsable du
dommage que son troupeau aura causé.
Voyez article **23** du décret du 6 octobre
1791, aux archives de la mairie.

Pour le Piétin.

Mal de pied contagieux.

Les mesures sanitaires prescrites par
les articles 459, 460, 461, et 462 du
code pénal, et par l'arrêt du 16 juillet
1784, peuvent être appliquées à la maladie du piétin, en outre, les autorités
peuvent prendre, dans cette occasion

toutes les mesures qu'elles jugeront convenables en s'étayant des décrets des 16 et 24 août 1790 et 6 octobre 1791.

Des Affections galeuses.

Quoique cette affection ne soit pas aussi préjudiciable aux agriculteurs que celles précédemment décrites, il est néanmoins du ressort des maires et adjoints et d'un grand intérêt pour l'agriculture et le commerce d'en empêcher la propagation.

Par analogie à toutes les maladies contagieuses, les autorités, dans ce cas, pourraient invoquer les articles des lois et arrêts déjà cités, et les appliquer aux contraventions qui auraient lieu aux ordres imposés par l'autorité local.

De la rage.

Cette maladie si redoutable, dont le nom effraie et porte tant à la terreur, se communiquant des carnivores à l'homme et à tous les animaux, il est donc du plus grand intérêt d'employer tous les moyens pour préserver de cette maladie.

En conséquence, le propriétaire d'un animal, qu'elle que soit son espèce (1), qui sera soupçonné d'être enragé, devra sur le champ en faire la déclaration exigée par la loi au maire de sa commune.

Le maire, accompagné d'un Vétérinaire, fera la visite de l'animal; s'il est reconnu qu'il soit enragé, il sera mis à mort sur le champ (article 5 de l'arrêt du 16 juillet 1784); si au contraire il n'y a que suspicion, l'animal devra être atta-

(1) Je suis cependant du nombre des Vétérinaires qui n'admettent pas la transmission de la rage par les herbivores, de même par l'homme.

ché avec un chaine et renfermé dans un lieu d'où il ne puisse s'échapper, et défense sera faite au propriétaire de le sortir de ce lieu sans un ordre ultérieur; s'il y a contravention à cet ordre, il sera appliqué les peines portées au paragraphe 7 de l'article 475 du code pénal, et, en cas d'accidents survenus par suite de cette infraction, il en sera déféré au tribunal de police correctionnelle.

Les arrêts et décrets cités dans le présent traité, se trouveront aux archives de la mairie; n'ayant été abrogés par aucuns articles de lois postérieurs, et en vertu de l'art. 484 du code pénal, ils conservent force de loi.